孕产妇
静脉血栓栓塞症临床管理
工作手册

Clinical Management of Venous Thromboembolism （VTE）
in Pregnancy and the Puerperium

主编 刘兴会 牛晓宇 王晓东

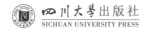

四川大学出版社
SICHUAN UNIVERSITY PRESS

图书在版编目（CIP）数据

孕产妇静脉血栓栓塞症临床管理工作手册 / 刘兴会，
牛晓宇，王晓东主编 . — 成都 : 四川大学出版社，
2022.7

ISBN 978-7-5690-5569-6

Ⅰ . ①孕… Ⅱ . ①刘… ②牛… ③王… Ⅲ . ①孕妇－
静脉疾病－血栓栓塞－防治－手册②产妇－静脉疾病－血
栓栓塞－防治－手册 Ⅳ . ① R543.6-62

中国版本图书馆 CIP 数据核字（2022）第 119197 号

书　　名：孕产妇静脉血栓栓塞症临床管理工作手册
　　　　　Yunchanfu Jingmai Xueshuan Shuansezheng Linchuang Guanli Gongzuo Shouce
主　　编：刘兴会　牛晓宇　王晓东
- -
选题策划：周　艳
责任编辑：周　艳
责任校对：龚娇梅
装帧设计：墨创文化
责任印制：王　炜
- -
出版发行：四川大学出版社有限责任公司
　　　　　地址：成都市一环路南一段 24 号（610065）
　　　　　电话：（028）85408311（发行部）、85400276（总编室）
　　　　　电子邮箱：scupress@vip.163.com
　　　　　网址：https://press.scu.edu.cn
印前制作：成都墨之创文化传播有限公司
印刷装订：四川盛图彩色印刷有限公司
- -
成品尺寸：130 mm×185 mm
印　　张：2.5
字　　数：51 千字
- -
版　　次：2022 年 7 月 第 1 版
印　　次：2022 年 7 月 第 1 次印刷
定　　价：20.00 元
- -

四川大学出版社
微信公众号

编写委员会

主编:

刘兴会　四川大学华西第二医院、四川省妇产科质量
控制中心

牛晓宇　四川大学华西第二医院、四川省妇产科质量
控制中心

王晓东　四川大学华西第二医院、四川省妇产科质量
控制中心

副主编:

梅　劼　四川省人民医院、四川省妇产科质量控制中心

傅晓冬　西南医科大学附属医院、四川省妇产科质量
控制中心

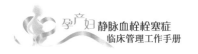
胡雅毅　四川大学华西第二医院

蒲　杰　四川大学华西第二医院、四川省妇产科质量
控制中心

高　岩　四川省妇幼保健院、四川省妇产科质量控制
中心

学术秘书：

马宏伟　四川大学华西第二医院、四川省妇产科质量
控制中心

编委（按姓氏笔画排序）：

马宏伟　四川大学华西第二医院、四川省妇产科质量
控制中心

王以锋　攀枝花市中心医院、四川省妇产科质量控制
中心

王　平　四川大学华西第二医院、四川省妇产科质量
控制中心

王晓东　四川大学华西第二医院、四川省妇产科质量控制中心

牛晓宇　四川大学华西第二医院、四川省妇产科质量控制中心

毛熙光　西南医科大学附属中医医院、四川省妇产科质量控制中心

石　琪　川北医学院附属医院、四川省妇产科质量控制中心

伍金林　四川大学华西第二医院

任　郁　自贡市妇幼保健院、四川省妇产科质量控制中心

刘文英　自贡市第四人民医院、四川省妇产科质量控制中心

刘兴会　四川大学华西第二医院、四川省妇产科质量控制中心

刘晓芳　遂宁市中心医院、四川省妇产科质量控制中心

刘睿倩　德阳市人民医院、四川省妇产科质量控制中心

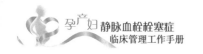

刘德顺　成都市公共卫生临床医疗中心、四川省妇产科质量控制中心

江　梅　内江市第一人民医院、四川省妇产科质量控制中心

江　琴　宜宾市妇幼保健院、四川省妇产科质量控制中心

江　琳　凉山彝族自治州第一人民医院、四川省妇产科质量控制中心

许洪梅　乐山市人民医院、四川省妇产科质量控制中心

阳袁莉　资阳市第一人民医院、四川省妇产科质量控制中心

李　黎　四川大学华西第二医院

李　毅　雅安市人民医院、四川省妇产科质量控制中心

杨　柳　成都市妇女儿童中心医院、四川省妇产科质量控制中心

何　佳　遂宁市妇幼保健院

何跃东　四川大学华西第二医院、四川省妇产科质量控制中心

汪琼英　资阳市第一人民医院

张仕田　眉山市人民医院、四川省妇产科质量控制中心

张　兰　巴中市中心医院、四川省妇产科质量控制中心

张　玲　广元市中心医院、四川省妇产科质量控制中心

张　彦　四川大学华西第二医院

张　勇　绵阳市中心医院、四川省妇产科质量控制中心

陈　丽　甘孜藏族自治州人民医院、四川省妇产科质量控制中心

陈　樑　德阳市人民医院

林永红　成都市妇女儿童中心医院、四川省妇产科质量控制中心

林　莉　四川大学华西第二医院、四川省妇产科质量控制中心

罗　丹　成都市妇女儿童中心医院、四川省妇产科质量控制中心

罗昆蓉　凉山彝族自治州第二人民医院、四川省妇产科质量控制中心

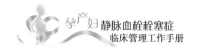
罗海全　广安市人民医院、四川省妇产科质量控制中心

岳　军　四川省人民医院、四川省妇产科质量控制中心

周洪贵　川北医学院附属医院、四川省妇产科质量控制中心

周　容　四川大学华西第二医院

周　淑　四川大学华西第二医院、四川省妇产科质量控制中心

单　丹　四川大学华西第二医院

赵　勤　阿坝藏族羌族自治州人民医院

胡雅毅　四川大学华西第二医院

胡辉权　南充市中心医院、四川省妇产科质量控制中心

姜　静　宜宾市第二人民医院、四川省妇产科质量控制中心

桂定清　达州市中心医院、四川省妇产科质量控制中心

徐永莲　攀枝花市妇幼保健院、四川省妇产科质量控制中心

高玉琼　阿坝藏族羌族自治州人民医院、四川省妇产科质量控制中心

高　岩　四川省妇幼保健院、四川省妇产科质量控制中心

黄　勇　凉山彝族自治州第一人民医院

梅　劼　四川省人民医院、四川省妇产科质量控制中心

龚云辉　四川大学华西第二医院、四川省妇产科质量控制中心

傅晓冬　西南医科大学附属医院、四川省妇产科质量控制中心

蒲　杰　四川大学华西第二医院、四川省妇产科质量控制中心

赖曾珍　四川省妇幼保健院

蔡春华　成都市第三人民医院、四川省妇产科质量控制中心

谭　欣　四川大学华西第二医院

薛欣盛　四川大学华西第二医院

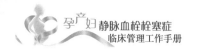
顾问委员会（按姓氏笔画排序）：

王子莲	中山大学附属第一医院
刘俊涛	北京协和医院
严　郁	四川大学华西医院
李笑天	复旦大学附属妇产科医院
李　燕	南京医科大学附属南京医院
杨慧霞	北京大学第一医院
陈敦金	广州医科大学附属第三医院
易　群	四川省肿瘤医院、四川大学华西医院
赵纪春	四川大学华西医院
钟　梅	南方医科大学南方医院
漆洪波	重庆市妇幼保健院

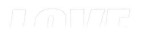

致谢

　　本书请到了国内相关领域多名学术专家作为顾问，提供了最新、最优的临床策略。在编写过程中，四川省妇产科质量控制中心和四川大学华西第二医院的专家团队鼎力支持，提供了医院管理和临床实践的素材，为本书出版做出了巨大贡献。诸位专家严肃的科学态度、严谨的治学精神、踏实的工作作风，深深地感染和激励着我们妇产科医务人员。

　　在本书出版之际，再次对参与本书编审的专家致

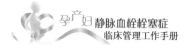

以诚挚谢意，对支持和实践中国孕产妇静脉血栓栓塞症管理的医务人员表达衷心的感谢。

主编：刘兴会　牛晓宇　王晓东

2022 年 5 月

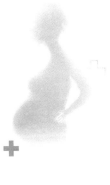

前言

妊娠期及产褥期女性由于生理变化，较非孕期健康女性发生静脉血栓栓塞症的风险明显升高。与此同时，随着我国居民生活方式的改变和我国生育政策的调整，高龄、肥胖孕产妇和妊娠合并症、并发症日趋增多，妊娠期及产褥期静脉血栓栓塞症的发病率和静脉血栓栓塞症导致的死亡率均明显增高，严重威胁我国孕产妇的生命安全。临床研究和发达国家的经验显示，筛查静脉血栓栓塞症的高危因素并进行早期预防，

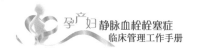

可以有效降低其发病率。然而，我国不同地区、各级医疗机构对静脉血栓栓塞症的认知水平和管理水平参差不齐，对相关指南、共识的理解和执行也存在差异。因此，迫切需要适合我国国情，尤其是匹配基层诊疗能力的妊娠期及产褥期静脉血栓栓塞症临床管理工作手册，将国内外最新经验、方法通俗易懂地普及给基层医疗机构和医务人员。

本书立足于解决静脉血栓栓塞症临床管理的实际问题，汇集了国内妇产科、呼吸科、重症医学科、药剂科、医院管理等多学科专家观点，以国内外最新、最优的研究成果为基础，重点围绕静脉血栓栓塞症的风险评估和分层管理，聚焦诊断、预防及治疗，综合考虑医疗机构管理和医务人员实践，阐述了静脉血栓栓塞症的院内管理模式和疾病诊疗流程，提供了相应评估标准、评估记录表、观察记录表、知情同意书等供读者参考、实践。这些实际的工具往往很难在教科书、文献中找到相匹配的解释说明，因此，本书非常适合医务管理人员和产科一线医务人员阅读和参考。希望本书能为基层助产机构的建设和能力提升指引方向，同时促进《2022年国家医疗质量安全改进目标》中的"提高静脉血栓栓塞症规范预防率"目标的实现。

　　所有编者从临床实践出发，尽力使编写内容满足医院管理者和临床医生的实际需求，但书中仍可能存在需要进一步完善的地方，恳切希望广大读者在阅读过程中不吝赐教，发现任何疑问或错误，欢

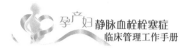

迎发送邮件至邮箱 lcskill@163.com，以期再版时加以完善，更好地回馈读者。

主编：刘兴会　牛晓宇　王晓东

2022 年 5 月

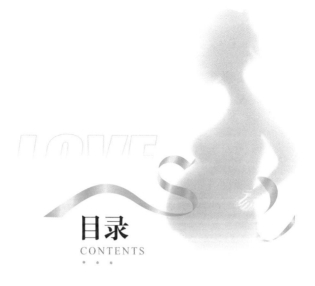

目录
CONTENTS
· · ·

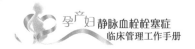

孕产妇静脉血栓栓塞症（VTE）防治概要

静脉血栓栓塞症（venous thromboembolism, VTE）是深静脉血栓形成（deep venous thrombosis, DVT）和肺栓塞（pulmonary embolism, PE）的统称。妊娠期及哺乳期女性由于生理变化，较非孕期健康女性发生 VTE 的风险升高。近十年来，世界范围内孕产妇 VTE 发生率约为 0.04%～0.29%。根据我国广州地区和香港地区的报道，我国孕产妇 VTE 发生率为 0.33‰～0.42‰，PE 发生率为 0.03‰～0.06‰。近年来，我国孕产妇死亡原因中 VTE 的占比呈现出较为显著的上升趋势。全国妇幼健康监测数据显示，2020 年全国孕产妇死亡率为 16.9/10 万，其中静脉血栓及 PE 在孕产妇死亡原因中排在产科出血、心脏病、妊娠期高血压之后，居第四位，其死因别死亡率达到 1.2/10 万，占比较 2010 年上升了 1/3。2021 年 5 月乔杰院士发表的《柳叶刀中国女性生殖、孕产妇、新生儿、儿童和青少年健康特邀重大报告》显示，我国孕产妇死亡率已

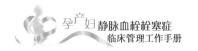
极大下降，但是由静脉血栓和 PE 导致的产妇死亡并无下降的趋势，静脉血栓和 PE 已成为我国孕产妇死亡的主要原因。

VTE 对整个家庭乃至全社会危害巨大，预防重于治疗。针对孕产妇 VTE 的发病及治疗特点，国外多个医学学术组织如英国皇家妇产科学院（RCOG）、加拿大妇产科医师协会（SOGC）、澳大利亚昆士兰卫生组织（QLD）、美国妇产科医师协会（ACOG）、美国胸科医师学会（ACCP）等已颁布相应指南。2021 年 4 月中华医学会妇产科学分会产科学组也发布了《妊娠期及产褥期静脉血栓栓塞症预防和诊治专家共识》，对指导产科 VTE 风险评估及防治发挥了重要作用。但是，我国开展妊娠 VTE 研究相对较晚，不同地区、不同医疗机构对 VTE 的防治水平和认知水平存在差异，还存在医疗资源、人口、医疗费用等卫生经济学差异。因此，我们在已有临床数据及工作经验的基础上，综合国内外权威机构指南，充分考虑国内经济发展差异较大的特点，通过专家不断讨论、修改和完善，制定出妊娠期及产褥期 VTE 防治措施的具体实施指引，旨在为妇产科专业人员提供可操作的 VTE 防控策略。

建立 VTE 院内防控体系

　　规范化管理是 VTE 防治的重要保障。国家卫生健康委员会于 2018 年发布《关于同意开展加强肺栓塞和医院内静脉血栓栓塞症防治能力建设项目》，强调将 VTE 管理纳入医院质量管理体系；在 2022 年 3 月印发的《2022 年国家医疗质量安全改进目标》中，第五大目标就是"提高静脉血栓栓塞症规范预防率"。VTE 的规范防治首先需要医院层面高度重视，并纳入医院质量管理体系，组建院内 VTE 防治管理组及专家组，涵盖医院管理部门和产科、新生儿科、麻醉科、血管外科、呼吸科、ICU、心血管内科、急诊科、超声科、检验科、放射科等多学科、多部门，由医师、护理人员和患者共同参与，遵循规范化原则，建立全方位的 VTE 防控体系，并将规范和流程融入日常工作，责任落实到人，推动防治措施的有效执行。

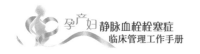

1.院内 VTE 防治基本原则

规范化	在 VTE 相关指南或共识的基础上，因地制宜，结合医院的具体情况，建立可实施的流程、规范
多学科联合	VTE 紧急事件抢救需要产科、新生儿科、麻醉科、呼吸科、血管外科、ICU、心血管内科、急诊科、超声科、检验科、放射科等多学科联合
加强防范意识和文化建设	提高孕产妇、医护人员、医院管理等方面对 VTE 的防范意识，需要文化建设和专业教育

2. 院内 VTE 防治组织架构图

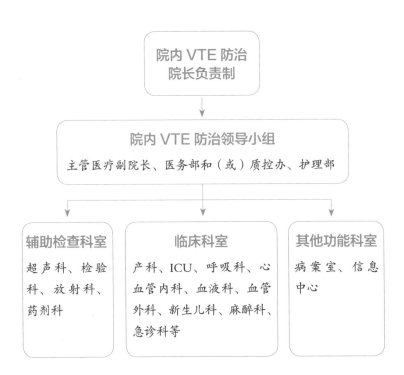

院内 VTE 防治组织架构图

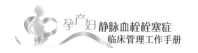

孕产妇 VTE 临床管理

一

VTE 的定义及分类

VTE 是静脉血管内血液异常凝结，形成血栓，使血管完全或部分阻塞而引起血液循环障碍的疾病。DVT 和 PE 是 VTE 的主要类型，两者具有相同易患因素，是 VTE 在不同部位、不同阶段的两种临床表现形式。

DVT	·DVT 是指血液在深静脉内不正常凝结引起的静脉回流障碍性疾病，常发生于下肢，少数见于肠系膜静脉、上肢静脉、颈静脉或颅内静脉系统
PE	·PE 是以各种栓子阻塞肺动脉或其分支为发病原因的一组疾病或临床综合征的总称，包括肺血栓栓塞症（PTE）、脂肪栓塞、羊水栓塞、空气栓塞、肿瘤栓塞等 ·PTE 为 PE 的最常见类型，通常所称的急性 PE 即 PTE，其起病急骤，致死率高。引起 PTE 的血栓主要来源于下肢 DVT

妊娠期及产褥期 VTE 的发病机制

妊娠期及产褥期 VTE 的发生、发展与该时期特殊的生理和解剖学变化密切相关，包括雌、孕激素水平升高，凝血系统的改变（凝血因子Ⅶ、凝血因子Ⅷ、凝血因子Ⅹ和纤维蛋白原等促凝血因子增加，抗凝血因子蛋白 S、蛋白 C 等减少），血小板功能活化，血管损伤（分娩可伴有血管损伤和子宫胎盘表面改变，使用产钳、胎头吸引术或手术分娩，均可加重血管内膜损伤），血液淤滞（子宫增大压迫下腔静脉和盆腔静脉，妊娠期和产后活动能力下降等可导致下肢静脉回流受阻）。这些变化使机体具备了 VTE 形成的"三要素"（血液高凝、血管损伤、血液淤滞），从而增加血栓栓塞性疾病发生和发展的风险。

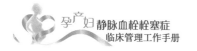

妊娠期及产褥期 VTE 的风险评估及管理

（一）

妊娠期及产褥期 VTE 的风险评估流程

对妊娠期及产褥期女性进行个体化评估。

产前患者定期产检，产后患者定期随访。

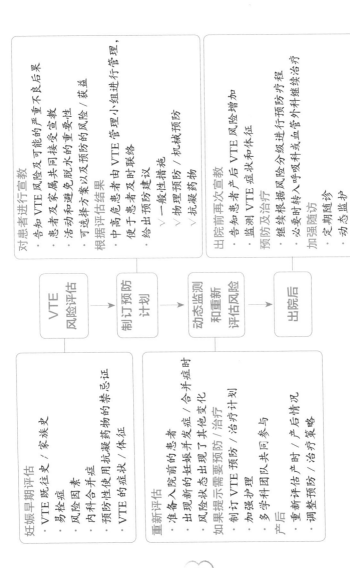

妊娠早期评估
- VTE 既往史 / 家族史
- 易栓症
- 风险因素
- 内科合并症
- 预防性使用抗凝药物的禁忌证
- VTE 的症状 / 体征

重新评估
- 准备入院前的患者
- 出现新的妊娠并发症 / 合并症时
- 风险状态出现了其他变化

如果提示需要预防 / 治疗
- 制订 VTE 预防 / 治疗计划
- 加强护理
- 多学科团队共同参与

产后
- 重新评估产后情况
- 调整预防 / 治疗策略

VTE 风险评估

制订预防计划

动态监测和重新评估风险

出院后

对患者进行宣教
- 告知 VTE 风险及可能的严重不良后果
- 患者及家属共同接受宣教
- 活动和避免脱水的重要性
- 可选择方案以及预防的风险 / 获益

根据评估结果
中高危患者由 VTE 管理小组进行管理，使于患者及时联络
- 给出预防建议
  - √ 一般性措施
  - √ 物理预防 / 机械预防
  - √ 抗凝药物

出院前再次宣教
- 告知患者产后 VTE 风险增加
- 监测 VTE 症状和体征

预防及治疗
- 继续根据风险分级进行预防疗程
- 必要时转入呼吸科或血管外科继续治疗

加强随访
- 定期随诊
- 动态监护

妊娠期及产褥期 VTE 的风险评估流程图

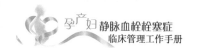
（二）

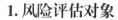

妊娠期及产褥期 VTE 的
风险评估方法及管理策略

▼

1. 风险评估对象

建议对所有孕产妇进行 VTE 风险评估，根据评估结果采取不同的管理策略。

2. 评估时间节点

妊娠期及产褥期是一个相对长的时期，随着妊娠的进展及分娩后进入产褥期，VTE 风险也会随着孕产妇的生理改变和病理状况发生变化。因此，建议在首次产前检查、孕 28 周、出现新的妊娠合并症或并发症时（门诊五色分级变更时）、入院 24 小时内、分娩当天、分娩后 24 小时内，以及出院前 24 小时内进行动态评估。如为手术患者，"分娩当天"调整为"手术前 24 小时内"，"分娩后 24 小时内"调整为"手术后 24 小时内"，其余节点与非手术患者一致。

3. 相关风险因素及风险评估

目前，我国已有《妊娠期及产褥期静脉血栓栓塞症预防和诊治专家共识》及《上海市产科静脉血栓栓塞症防治的专家共识》提出的适用于我国孕产妇的 VTE 风险评估量表。在此基础上，我们还参考了国内外指南并结合现有临床数据及工作经验，制定了本手册推荐的孕产妇 VTE 风险因素评估表。

孕产妇 VTE 风险因素评估表

风险因素	评分（分）	分层管理	
		妊娠期预防措施	产褥期预防措施
孕前 VTE 病史			
与大手术无关的 VTE 病史	4	多学科会诊制定预防策略；妊娠期全程使用低分子肝素（LMWH）；临产或择期分娩前 24 小时停用 LMWH	评估并排除出血风险后重启 LMWH 抗凝。重启时机：阴道分娩后 6 小时；剖宫产术后 12 小时。持续用药至产后 6 周

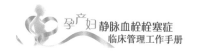

续表

风险因素	评分（分）	分层管理	
		妊娠期预防措施	产褥期预防措施
与大手术有关的VTE病史	3	多学科会诊制定预防策略； 妊娠28周开始使用LMWH； 临产或择期分娩前24小时停用LMWH	评估并排除出血风险后，产后6~12小时启用LMWH； 持续用药至产后6周
妊娠合并症			
活动性自身免疫性或炎症性疾病	3	多学科会诊制定预防策略； 评估确诊VTE后启用LMWH； 用药前需排除出血风险； 病情缓解、临产或择期分娩前24小时停用LMWH	评估并排除出血风险后，产后24小时启用LMWH； 持续用药至产后6周
肾病综合征	3		
心力衰竭	3		
I型糖尿病肾病	3		
恶性肿瘤	3		
镰状细胞病	3		

续表

风险因素	评分（分）	分层管理	
		妊娠期预防措施	产褥期预防措施
暂时性风险因素			
卵巢过度刺激综合征（OHSS）	4	多学科会诊制定预防策略；评估 VTE 发生风险后启用 LMWH；用药前需排除出血风险；仅限治疗期间使用	无
妊娠期外科手术	3		
妊娠期剧吐	3		
产科及其他风险因素			
VTE 家族史	1	≥3 分者，既不推荐也不反对在孕 28 周后开始使用 LMWH，但强调需要仔细评估，在排除出血风险和充分权衡利弊后，慎重启用 LMWH，临产或择期分娩前 24 小时停用 LMWH	评估并排除出血风险后，于产后 24 小时启用 LMWH： 2 分者，住院期间使用； 3 分者，使用 LMWH 至产后 7 天； ≥4 分者，使用 LMWH 至产后 10 天
年龄 ≥ 35 岁	1		
评估时 BMI > 30kg/m²	1		
产次 ≥ 3 次	1		
截瘫或长时间制动	1		
全身性感染	1		
重度子痫前期	1		
多胎妊娠	1		
剖宫产术	1		
严重产后出血或大量输血者	1		
总产程时长 ≥ 24 小时	1		

注：低危：评分 ≤ 2 分；中危：评分 =3 分；高危：评分 ≥ 4 分。

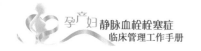

4. 根据风险因素对患者进行个体化管理

由于产科患者病情变化迅速，因此需及时根据患者情况进行风险评分调整，并依照新的风险分级对患者进行干预。妊娠相关 VTE 的管理，尤其对于中高危患者，周期较长，需要患者、家属及医护人员共同配合。

5. 对产前具有 VTE 风险因素患者的管理

产前阶段 VTE 防控重点在于进行全面风险评估，并监测患者新出现的妊娠合并症及并发症。对于早孕期初次接诊的患者，除关注患者年龄、体重及既往 VTE 病史外，还需询问是否有不良妊娠史，警惕抗磷脂综合征的可能性；了解此次妊娠是否为辅助生殖技术及询问其是否合并妊娠期剧吐也较为重要。需注意控制妊娠合并症，强调定期产检及对患者宣教的重要性。对于 VTE 中高危者，应加强宣教力度，适当增加产检次数，动态监测患者情况，并及时开始 LMWH 的预防性治疗。

6. 对产后具有 VTE 风险因素患者的管理

产后阶段 VTE 防控重点在于根据分娩及产后新出现的 VTE

风险因素，对患者的风险等级进行及时、正确的重新评定并进行相应预防及治疗。由于高危患者产后使用 LMWH 的时间较长，需对其强调 VTE 产后管理的重要性，使患者能够充分认识到 VTE 可能导致的严重后果，从而配合治疗。推荐由病员管理中心或由科室专人负责对出院患者情况进行定期随访，并根据患者情况进行及时处理。

7. 对住院孕产妇 VTE 的管理

对住院孕产妇 VTE 风险进行可视化的警示与标识。风险等级可通过红、橙、黄、绿不同颜色动态显示在"医生工作站—患者基本信息列表""护理工作站—患者电子信息牌"中，同时依据评估结果在患者病房床头卡上做相应 VTE 风险等级颜色标识，以及大卡标记、手圈标记和交班标记等。

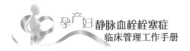
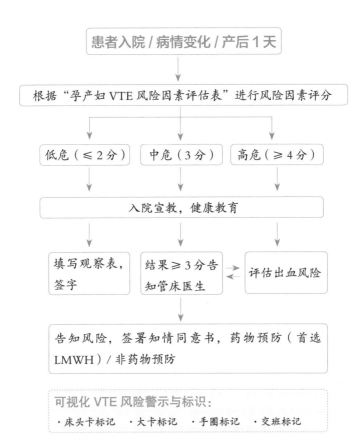

患者入院 / 病情变化 / 产后 1 天

根据"孕产妇 VTE 风险因素评估表"进行风险因素评分

低危（≤ 2 分）　　中危（3 分）　　高危（≥ 4 分）

入院宣教，健康教育

填写观察表，签字　　结果≥ 3 分告知管床医生　→　评估出血风险

告知风险，签署知情同意书，药物预防（首选 LMWH）/ 非药物预防

可视化 VTE 风险警示与标识：
·床头卡标记　·大卡标记　·手圈标记　·交班标记

孕产妇住院后 VTE 评估管理流程图

VTE 的预防

（一）

一般性预防措施

一般性预防的目的是健康促进，这是防治 VTE 的基础环节。应在建卡时、孕 28 周、分娩时等时间节点，对所有孕产妇加强关于 VTE 的危害、疾病先兆、预防策略等方面的健康教育，以提高其与家属对待疾病的重视程度，促进其健康行为的形成。

具体措施包括：

（1）孕期控制体重、保持健康的生活方式、戒烟酒及加强锻炼等。

（2）合并糖尿病及妊娠期高血压疾病的孕妇需控制血糖及血压。

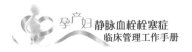
（3）在患者卧床期间建议勤翻身、适度补液、多饮水、抬高双下肢、做足背屈动作。建议孕妇每日摄入2.3升液体（包括白开水、牛奶和其他饮料），哺乳期妇女摄入2.6升液体。

（4）鼓励患者产后尽早下床活动，避免长期卧床。

1. 妊娠期妇女体重增长值范围和妊娠中晚期每周体重增长推荐值

妊娠期妇女体重增长值范围和妊娠中晚期每周体重增长推荐值

妊娠前体质指数分类	总增长值范围（kg）	妊娠早期增长值范围（kg）	妊娠中晚期每周增长值均值及范围（kg）
低体重（BMI < 18.5kg/m²）	11.0 ～ 16.0	0 ～ 2.0	0.46（0.37 ～ 0.56）
正常体重（18.5kg/m² ≤ BMI<24.0kg/m²）	8.0 ～ 14.0	0 ～ 2.0	0.37（0.26 ～ 0.48）
超重（24.0kg/m² ≤ BMI<28.0kg/m²）	7.0 ～ 11.0	0 ～ 2.0	0.30（0.22 ～ 0.37）
肥胖（BMI ≥ 28.0kg/m²）	5.0 ～ 9.0	0 ～ 2.0	0.22（0.15 ～ 0.30）

2. 患者健康教育参考表

患者健康教育参考表

健康教育对象
对所有孕产妇均应进行健康宣教，对有高危因素者强化宣教
健康教育形式
根据医院的具体情况，采用适宜的教育形式：（1）宣传手册；（2）新媒体，可视化图片或漫画等通俗易懂的方法；（3）孕妇学校；（4）健康咨询门诊、孕妇血栓预防操及其他可行的方法
健康教育内容
1. 指导孕产妇／家属认识 VTE
（1）认识到 VTE 的危害性和严重性，促使其重视 VTE 的预防 □ 妊娠期及产褥期 VTE 的风险增加 □ 一旦发生 VTE，可能出现 PE 等严重并发症，甚至死亡
（2）学会识别 VTE 的早期症状或体征，一旦出现相关可疑症状，指导患者及时就诊 □ DVT 或 PE 的常见症状和体征：如腿部疼痛、肿胀、双下肢不对称、不明原因的呼吸短促、喘息、胸痛、心悸、焦虑、出汗、咯血 □ 患者在出现疑似 DVT 或 PE 症状和体征时，寻求医疗帮助的重要性及联系方式

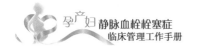

孕产妇 静脉血栓栓塞症
临床管理工作手册

续表

（3）了解自身发生 VTE 的风险级别及相应的预防策略，提高孕产妇对预防策略的依从性

- ☐ 遵守预防策略，坚持预防全疗程的重要性
- ☐ 患者在采用预防措施出现任何问题时，及时寻求医疗帮助及联系方式

（4）合理活动和避免脱水

- ☐ 改善心理状态
- ☐ 培养科学合理的饮食习惯
- ☐ 补充充足的水分
- ☐ 适量活动的重要性，包括步行和病床上做足背屈运动
- ☐ 抬高下肢，避免穿戴束缚下肢的衣物
- ☐ 避免久坐
- ☐ 指导产后尽早下床活动

2. 指导孕产妇／家属正确采用 VTE 的机械预防措施

- ☐ 机械预防的作用及依从的重要性
- ☐ 按厂家使用说明书选择合适型号的梯度加压弹力袜的重要性
- ☐ 梯度加压弹力袜的穿脱、清洗和再使用的说明
- ☐ 机械预防措施的潜在并发症和注意事项
- ☐ 患者在采用机械预防措施出现任何问题时，及时寻求医疗帮助及联系方式

3. 指导孕产妇 / 家属正确接受 VTE 的药物预防措施

- ☐ 坚持预防用药的重要性
- ☐ 遵循药物相关实验室检查的重要性
- ☐ 患者按医嘱自行注射预防药物的方法
- ☐ 患者自行用药预防 VTE 出现任何问题时，及时寻求医疗帮助及联系方式
- ☐ 预防用药的潜在副作用，以及何时寻求医疗帮助
- ☐ 预防用药与中药或其他非处方药之间的相互作用
- ☐ 报告出血征象
- ☐ 如接受过脊柱手术，需报告硬膜外血肿征象
- ☐ 在接受任何手术前（如牙科操作、实验室检查）告知医护人员正在采用的药物预防措施

4. 出院后注意事项及随访

- ☐ 出院后如需继续预防，正确使用机械预防和药物预防方法的重要性
- ☐ 遵从医嘱按推荐时间进行预防的重要性
- ☐ 出现任何问题时，及时寻求医疗帮助及联系方式
- ☐ 下次妊娠建议

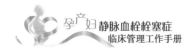

（二）

机械预防措施

机械预防措施主要包括梯度加压弹力袜（GCS）及间歇性充气加压泵（IPC），其优点在于相对安全，没有出血风险。尤其是梯度加压弹力袜更为简便易行，对于非住院患者较为实用，是一种有效的院外预防 VTE 的措施。但应注意，单独的机械预防措施不能完全替代药物预防措施。

1. 机械预防措施的适应证、原理及注意事项

（1）GCS：

①适用于产前或产褥期可以自由活动的孕产妇，或在接受药物抗凝的同时穿戴。

②原理：对双侧下肢梯度压迫以形成向上逐渐递减的压力，利于改善静脉回流，避免双下肢静脉逆流及血液淤滞。

③长期卧床、肥胖、恶性肿瘤等患者建议使用长至膝或大腿的弹力袜；每日脱下 1 次，同时观察腿部。

（2）间歇性充气加压泵：

①适用于住院患者卧床期间。

②原理：通过充气压力使肢体受压迫，从而增加静脉回流。

③在对 VTE 风险评估为高危的孕产妇应用间歇性充气加压泵预防血栓前，应尽可能先进行血管加压超声（CUS）检查，以排除孕产妇已存在 DVT；存在 VTE 高危因素，尤其是剖宫产术的产妇，建议至少使用至产后第 2 天，对于不适宜穿 GCS 的产妇可以考虑整夜使用该装置。

2. 机械预防措施的禁忌证

（1）严重外周动脉疾病或溃疡；

（2）近期接受过皮肤移植；

（3）外周动脉旁路移植术；

（4）充血性心力衰竭引起的重度腿部水肿或肺水肿；

（5）已知对材料过敏；

（6）严重腿部局部疾病（如坏疽、皮炎、未治疗的感染伤口、脆弱的"薄纸"皮肤）。

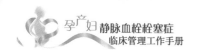

3.GCS 穿脱步骤图（以压力 II 级或 II 级以上大腿型为例）

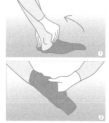

①露趾型 GCS，可先将助穿袜袜套套于足部。

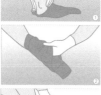

②将手伸进 GCS 里直至足跟，用拇指和食指捏住袜跟部中间，将 GCS 沿顶部往下拉，从里至外翻至袜跟部。

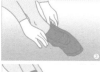

③双手沿 GCS 两侧轻柔地将 GCS 拉向足跟，确保其对应足跟位置与足跟吻合。

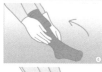

④握住 GCS，将其往回翻拉至腿部，直至完全穿上。

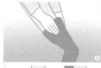

⑤穿着后用手抚平并检查袜身，保持平整。

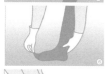

⑥穿好 GCS 后，应去除助穿袜套，收着备用。

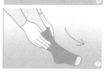

⑦若需脱下 GCS，用拇指沿其内侧向外翻，自上而下顺腿轻柔脱下。

GCS 穿脱步骤图（以压力 II 级或 II 级以上大腿型为例）

（三）

药物预防措施

1. 常用抗凝药物

临床须结合 VTE 风险因素及出血风险评估，对经评估后达到用药指征者，考虑母亲和胎儿两方面因素，制定合适的用药策略。

1）LMWH：LMWH 是目前产科最常用的一线抗凝药物，相对分子量在 3000～8000kD，具有生物利用度高、人体半衰期长及出血事件少的特点。LMWH 主要通过抗凝血因子Ⅹa 的作用抑制血栓形成。既往临床研究结果证实，无论对于产前或产后患者，使用 LMWH 并不增加出血风险。目前尚无 LMWH 用于妊娠期及产褥期患者引起不良事件的报道，也不影响母乳喂养。LMWH 的使用可分为预防剂量和治疗剂量，应根据患者体重使用相应的预防剂量及治疗剂量。对于存在多种显著风险因素的女性［例如在标准预防剂量下既往 DVT、抗磷脂综合征、抗凝血酶缺乏，以及动脉血栓形成风险增加的女性（如同型半胱氨酸血症）］，应考虑使用高预防剂量。高预防剂量通常介于预

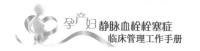
防剂量和治疗剂量之间，使用时需向经验丰富的团队咨询。此外，LMWH 是一大类药物，不同的 LMWH 使用剂量及适应证也不同，使用时需仔细阅读药品说明书。

LMWH 使用注意事项：

（1）禁忌证／慎用：

①已知有出血性疾病（如血友病或获得性凝血功能障碍）；

②活动性产前或产后出血；

③有大出血风险（如胎盘前置）；

④血小板减少症（血小板计数＜ $75×10^9$/L）；

⑤既往 4 周内急性卒中（出血性或缺血性）；

⑥严重肾脏疾病（肾小球滤过率＜ 30mL/min/1.73m^2）；

⑦严重肝脏疾病（凝血酶原高于正常范围）或已知静脉曲张；

⑧未控制的恶性高血压（收缩压＞ 200mmHg，或舒张压＞ 120mmHg）。

（2）注意事项：

①对需预防性使用 LMWH 的孕产妇，均应认真评估其用药指征和禁忌证，权衡利弊后开始用药，必要时请专科医师会诊。

②如需长期用药，患者可自行注射 LWMH，医护人员应充分告知其 LWMH 的使用方法、可能发生的并发症。患者应在医师定期监测下用药，特别是产后需继续用药 6 个月的患者，应

定期随访。

③特殊情况的患者，如手术时间过长或存在 LMWH 使用禁忌证（如前置胎盘、有出血倾向）者，可采用间歇性充气加压泵等机械方法取代药物抗凝；必要时请专科医师会诊，制订个体化的预防策略。

④使用 LMWH 需定期监测血常规、DIC 指标、肝功能，有条件的可监测血栓弹力图。

⑤使用抗凝药物需签署知情同意书。

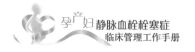
LMWH 使用及停用时机

	产前阶段	产后阶段		
		无产后出血风险、无椎管内麻醉的情况	有产后出血风险者分娩后	椎管内麻醉者分娩后
使用时机	≥4分：评估后即刻开始	阴道分娩者推荐产后6小时开始	·可使用弹力袜、足部脉冲装置或间歇性气动压缩装置进行处理； ·在有强烈使用肝素指征的情况下，可以考虑使用普通肝素	·预防剂量的 LWMH 应在停药至少12小时后拔管； ·治疗剂量的 LWMH 应在停药24小时后拔管； ·拔管后4小时内不注射 LWMH
	=3分：自妊娠28周开始	剖宫产者产后12小时开始		
停用时机	LWMH 应在分娩前24小时停药	≥4分或既往VTE病史或合并抗磷脂综合征：产后抗凝药物预防至少6周		
	因临时因素应用LWMH者，应在临时因素消失后重新评估	=3分：持续到产后10~14天		
	卵巢过度刺激综合征患者病情缓解后继续应用8~12周	≤2分或剖宫产术后使用间歇性充气加压泵至下床活动：鼓励患者早期下床活动，避免脱水		
★停药前再次评估，如果风险持续存在应适当延长用药时间				

2）普通肝素（UFH）：UFH 不能透过胎盘，无致畸性证据，但因其半衰期较短，出血风险较高，一般不用于妊娠期 VTE 的预防。哺乳期使用安全，分娩 / 计划分娩前可考虑从 LMWH 转换为 UFH。

3）其他药物：磺达肝癸钠仅限于对肝素严重过敏且不能接受达肝素治疗者，其半衰期较长，分娩前 5 天应停用。华法林是一种维生素 K 拮抗剂，有致畸性（尤其是在孕早期），可透过胎盘，可能致胎儿出血，一般仅限于心脏机械瓣膜置换术后孕产妇的抗凝治疗。尚无产前或产后常规使用阿司匹林进行血栓预防的充分证据，不建议单独应用阿司匹林预防 VTE。

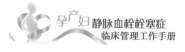

孕产妇 VTE 预防常用药物汇总

药物	作用靶点	药理作用特征				适用人群	注意事项
		代谢/排泄	半衰期	对妊娠的影响	对哺乳的影响		
低分子肝素（LMWH）	IIa、Xa 因子	肝脏/肾脏/胆汁	约 2~7h（具体见各药品说明书）	LMWH 不透过胎盘。妊娠期用药未见母亲或胎儿不良结局风险或胎儿的增加的证据；仅在必需且利大于弊时才推荐使用；妊娠期如需使用，建议用不含防腐剂的制剂	对哺乳婴儿的影响尚不明确，仅在必需且利大于弊时才推荐使用；哺乳期如需使用，建议用不含防腐剂的制剂	• 产前/产后 VTE 预防者；• 哺乳期者	参见"LMWH 使用注意事项"
普通肝素（UFH）	IIa、IXa、Xa、XIa 和 XIIa 因子	网状内皮/肾脏	受剂量影响（约 90min）	妊娠期用药未见母亲或胎儿不良结局风险或胎儿的增加的证据；仅在必需且利大于弊时才推荐使用；妊娠期如需使用，建议用不含防腐剂的制剂	对哺乳婴儿的影响尚不明确，仅在必需且利大于弊时才推荐使用；哺乳期如需使用，建议用不含防腐剂的制剂	高血栓形成风险合并出血风险患者或局部椎管麻醉时，与 LMWH 相比，UFH 可优先用于产褥期	使用 UFH 预防时，应监测血小板计数和有无肝素诱导的血小板减少症

续表

药物	作用靶点	代谢/排泄	半衰期	药理作用特征		适用人群	注意事项
				对妊娠的影响	对哺乳的影响		
磺达肝癸钠	Xa因子	肝脏/肾脏	17h	现有数据有限,尚不明确该药与胎儿不良发育之间是否有明确关联;仅在必需时才在孕期使用,如孕期必需使用,分娩时应考虑使用短效抗凝药物	该药可分泌入动物乳汁中,是否分泌入人乳中尚不明确,哺乳期不推荐使用	仅限于对肝素严重过敏且不能接受达肝素治疗者	如必需使用,应在相关专家指导下进行
华法林	II、VII、IX、Xa因子	肝脏/肾脏	36~42h	能进入胎盘,人体及动物研究均有致畸的证据和对胎儿造成损害的报道,因此孕妇禁用(除外心脏机械瓣膜置换术后的孕妇)	不分泌入人乳中;已有该药在哺乳期婴儿中使用的证据,未见明显有害影响;建议监测母乳喂养的婴儿是否有淤伤或出血	仅限于在孕期不适用肝素的,如少数情况,心脏机械瓣膜置换术后的孕妇	妊娠期间不建议使用华法林。妊娠早期有致畸风险,妊娠晚期可导致胎儿或新生儿出血及胎盘早剥;对于需长期口服华法林抗凝治疗的产妇,在产后出血风险降低后(通常在产后5~7天),可以从LMWH转为华法林继续抗凝治疗

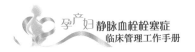

妊娠期及产褥期 VTE 的预防剂量

当前体重 （kg）	依诺肝素	达肝素	肝素钠
标准预防剂量 < 50	20mg/d	2500U/d	考虑减少剂量 （＜5000U，每天 2 次）
50~90	40mg/d	5000U/d	5000U，每天 2 次
91~130	60mg/d★	7500U/d	7500U，每天 2 次
131~170	80mg/d★	10000U/d	7500U，每天 2 次
＞170	0.5mg/（kg·d）★	75U/（kg·d）	7500U，每天 2 次
高预防剂量 < 50#	40mg/d	2500U，每天 2 次	考虑减少剂量（可参考 5000U，每天 2 次）
50~130	80mg/d	5000U，每天 2 次	7500U，每天 2 次
≥131#	60mg，每天 2 次	7500U，每天 2 次	7500U，每天 3 次

注：★，可分次给药；#，如体重＜50kg 或≥130kg，使用剂量应咨询专家意见。

妊娠期及产褥期 VTE 的治疗剂量

药物	治疗剂量
依诺肝素	产前：1mg/kg 皮下注射，每天 2 次；产后：1.5mg/kg 皮下注射，每天 1 次
达肝素	100U/kg，每天 2 次
肝素钠	负荷剂量 80U/kg，随后维持剂量 18U/（kg·h），并根据活化部分凝血活酶时间（APTT）调节剂量
华法林	除非另有说明，否则应以 INR 2~3 为目标调整口服剂量

2. 椎管内阻滞与抗凝用药时间间隔

椎管内阻滞是产科分娩镇痛和手术麻醉的主要手段，抗凝治疗中使用椎管内阻滞可能会使出血风险增加，是椎管内阻滞麻醉后出现椎管内血肿的风险因素之一，因此在围产期使用药物抗凝时，应与椎管内阻滞施行保持一定时间间隔。

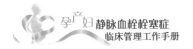
LMWH

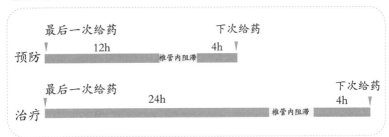

UFH*

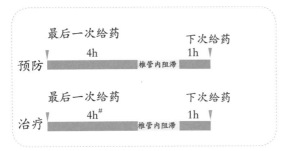

椎管内阻滞与抗凝用药时间间隔

注：*，如果 UFH 剂量超过 5000U，应寻求麻醉专家建议，治疗性 UFH 需通过静脉滴注；#，停药 3 ~ 4 小时后进行 APTT 监测。

3.VTE 药物抗凝时出血的处理

★ 出血的早期识别

参照国际血栓与止血学会（ISTH）对出血事件的定义：

临床大出血事件（出现以下情况≥1项）：（1）致命性出血；和（或）（2）关键部位的症状性出血，如颅内、脊髓内、眼内、腹膜后、关节腔内、心包或肌间出血伴骨筋膜室综合征；和（或）（3）出血导致血红蛋白下降≥2g/dL，或需要输入≥2U 的红细胞。

临床非大出血事件：导致血红蛋白下降 3 ~ 5g/dL（不包含 5g/dL）的任何出血事件。

★ 出血的处理流程

（1）明确出血原因和部位，以及患者出凝血状态。

（2）延迟抗凝药物给药时间或中止治疗。

（3）应用相应的拮抗剂。

LMWH、UFH、华法林的拮抗剂

药物	拮抗剂	备注
LMWH	鱼精蛋白	部分拮抗
UFH	鱼精蛋白	完全拮抗
华法林	维生素 K	建议静脉应用

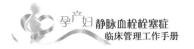

（4）一般止血药物。

（5）输注新鲜血浆、凝血酶原浓缩物或进行血浆置换。

（6）根据出血情况，请血液科、呼吸科、血管外科会诊协助诊治，必要时考虑手术止血。

（7）向科室领导和医务部报告备案。

五

VTE 的临床诊断

1. 妊娠期及产褥期 VTE 诊断流程

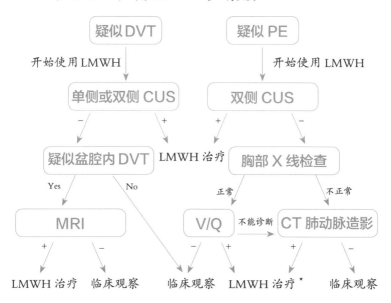

妊娠期及产褥期 VTE 诊断流程图

注: ★, 出血风险高或高度怀疑 PE 而有持续性低血压的患者, 应启动多学科会诊, 首选 UFH（Ⅳ）。

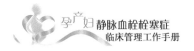
2.VTE 临床表现

诊断 DVT 及 PE 首先需依据患者的临床表现及体征。DVT 常见症状和体征包括下肢麻木、疼痛、皮温升高及肿胀等，约一半以上的深静脉血栓发生于小腿部。患侧小腿围与对侧相差 > 2cm 时，应高度警惕 DVT 的发生。对于中高危患者，应更多关注 PE 可疑症状，防止 PE 的发生。

急性肺血栓栓塞症的临床表现

症状	体征
呼吸困难及气促 (80% ~ 90%)； 胸膜炎性胸痛 (40% ~ 70%)； 晕厥 (11% ~ 20%)； 烦躁不安、惊恐甚至濒死感 (15% ~ 55%)； 咳嗽 (20% ~ 56%)； 咯血 (11% ~ 30%)； 心悸 (10% ~ 32%)； 低血压和 (或) 休克 (1% ~ 5%)； 猝死 (< 1%)	呼吸急促 (52%)； 哮鸣音 (5% ~ 9%)，细湿啰音 (18% ~ 51%)，血管杂音； 发绀 (11% ~ 35%)； 发热 (24% ~ 43%)，多为低热，少数患者可有中度以上的发热 (11%)； 颈静脉充盈或搏动 (12% ~ 20%)； 心动过速 (28% ~ 40%)； 血压变化，血压下降甚至休克； 胸腔积液体征 (24% ~ 30%)； 肺动脉瓣区第二心音亢进 ($P_2 > A_2$) 或分裂 (23% ~ 42%)； 三尖瓣区收缩期杂音

3.VTE 的诊断检查

妊娠期 VTE 临床表现具有隐匿性，可仅表现为胸闷、轻度咳嗽和下肢麻木感，诊断较为困难。因此，对于有高危因素或临床表现为严重胸痛、呼吸困难及双下肢肿胀伴疼痛等的高度可疑 VTE 的孕产妇，必须进行下一步检查以明确或排除诊断。

妊娠期 VTE 相关的诊断检查

项目	特征
CUS	孕产妇 DVT 诊断的首选方法，对于疑似 DVT 的患者诊断敏感性较高，可较为安全地应用于妊娠期及产褥期患者；一旦 CUS 发现 DVT，结合临床表现即可按照 VTE 处理，无需行 V/Q 检查或 CT 肺动脉造影（CTPA）检查。但增大的子宫可能影响髂血管显影，CUS 不能诊断盆腔血栓性栓塞
胸部 X 片	可疑 PE 时，胸部 X 片可作为初步筛查手段；对诊断 PE 缺乏敏感性和特异性，但可以显示肺部感染、气胸等，主要为临床排他性诊断提供支持。高度可疑 PE 时，应完善 CTPA 或 V/Q 检查
CTPA	对于 PE 的诊断率较高，是 PE 可选择的检查手段；DVT 诊断时，对 CUS 无法确定的股静脉血栓形成，或怀疑盆腔血栓形成时，CTPA 可以明确诊断

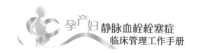

项目	特征
肺血管 V/Q 灌注显像	对于 PE 的诊断率较高，是 PE 可选择的检查手段。但由于多种疾病可同时影响肺通气和血流状况，致使 V/Q 灌注显像的结果判定较为复杂，需密切结合临床进行判读
超声心动图	在 PE 患者，可以发现右心室扩大、肺动脉扩张、肺动脉高压等现象
心电图	PE 患者心电图 $V_1 \sim V_4$ 导联可能出现 T 和 ST 段改变，可作为疑似诊断方式，但不能作为确诊依据
D- 二聚体	妊娠期 D- 二聚体用于 PE 的辅助检查尚有争议。妊娠期 D- 二聚体水平可出现生理性升高，因此其阳性特异性低，阴性预测价值较高，仅用于非高风险人群排除诊断

4. 妊娠期接受 VTE 相关影像学检查对母儿辐射的影响

胸部 X 片、CTPA 和肺血管 V/Q 灌注显像均为放射性检查。在胚胎发育早期，大剂量（＞1Gy）的辐射暴露可导致严重后果，但上述诊断检查的放射剂量远低于1Gy。一般胸片检查导致胎儿接受的辐射剂量仅为 0.0005 ~ 0.0100mGy；CT或 CTPA 的辐射剂量最高为 10mGy，胎儿接受的辐射剂量仅为0.01 ~ 0.66mGy；肺血管 V/Q 灌注显像过程中虽需使用锝 -99m标记的白蛋白，但其辐射剂量低，胎儿接受的最高辐射剂量也仅为 0.6mGy，其对于胎儿和母体仍较为安全。研究证实，在暴露辐射剂量低于 50mGy 时，未发现有对胎儿造成不良影响如畸形、生长受限及流产等的报道。CTPA 有增加远期乳腺癌风险的可能性。对于临产可疑 PE 的孕产妇，建议在详细告知母儿潜在风险的基础上，有指征地开具相关诊断检查。

诊断 PE 的放射性检查对比

项目	优势	缺点 / 局限性	辐射问题
CTPA	·在大多数机构随时可做； ·准确度高； ·在前瞻性研究中得到很强的验证； ·不确定率低（3%~5%）； ·可以提供排除 PE 诊断的依据； ·数据采集时间短	·有辐射； ·碘过敏和甲状腺功能亢进患者受限； ·孕妇和哺乳期妇女存在风险； ·肾衰者禁用； ·由于容易获得，存在过度使用的倾向； ·CTPA 诊断亚段 PE 的临床意义尚不清楚	·辐射量 3~10mSv； ·有增加远期乳腺癌风险的可能性
肺血管 V/Q 灌注显像	·几乎无禁忌证； ·相对便宜； ·有强的前瞻性研究验证	·并非所有机构都有； ·解读者之间有差异； ·结果报告为 PE 可能性的概率； ·50% 的病例不确定； ·不能提供 PE 之外的其他诊断信息	·辐射较 CTPA 低，有效当量 < 2mSv

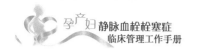
续表

项目	优势	缺点 / 局限性	辐射问题
V/Q SPECT	·几乎无禁忌证； ·非诊断检查的最低比率 < 3%； ·根据现有数据，准确度高； ·二进制解释	·技术的可变性； ·诊断标准的可变性； ·如果排除 PE，无法提供可替代的诊断； ·无前瞻性研究验证其结果	·辐射较 CTPA 低，有效当量 < 2mSv
肺动脉造影	·金标准	·有创性检查； ·并非所有机构都能开展	·辐射量最高，10 ~ 20 mSv

注：Gy：戈瑞，是物理电离辐射能量吸收剂量的标准单位，用于衡量由电离辐射导致的能量吸收剂量，描述单位质量物体吸收电离辐射能量的大小。
mSv：毫西弗，为物理量剂量当量单位，用于衡量辐射对于生物组织的影响程度。

VTE 的早期治疗和综合救治

一旦发生 VTE，监测临床症状、早期诊断是治疗成功的关键，应尽快启动多学科会诊，采取以抗凝治疗为主的综合救治措施：

抗凝治疗	一旦确诊 PE，在无抗凝禁忌的情况下第一时间启动抗凝治疗。及时会诊，开展多学科联合诊治，共同决定抗凝药物的使用及剂量的选择，严密监测抗凝药物相关不良反应
下腔静脉滤器	经皮下腔静脉滤器（IVCF）置入在妊娠期的应用有限，且相关研究较少，需权衡利弊后慎重决定
溶栓治疗	不推荐对 DVT、血流动力学稳定的急性 PE 患者使用，仅在血流动力学不稳定的急性 PE 患者中可考虑使用

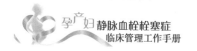
产科抗凝治疗流程

- 怀疑 PE 或 DVT 时应给予 LMWH 初始治疗，根据体重确定剂量。目前尚无充分证据推荐 LMWH 应该 1 次 / 日还是 2 次 / 日给药；
- 后续妊娠期中应持续使用 LMWH 进行维持治疗

- 计划分娩前 24 小时停用 LMWH；
- 最后一次使用 LMWH 至少 24 小时后才能进行局部麻醉或镇痛；
- 足月发生 VTE 时应考虑使用 UFH

- 至少给药至产后 6 周，可选择 LMWH 或华法林
- 产后至少前 5 天内应避免使用华法林，出血风险较高者禁用时间更长

| 产前 | > | 分娩 | > | 产后 |

妊娠期和产褥期持续抗凝治疗至少 3 个月。

七

VTE 规范防治措施的落实

　　VTE 的规范防治需从准备、预防、诊治、质控四个环节推进，从孕产妇、医护人员、医疗机构、政策四个层面保障相关措施的落实，并建立 VTE 综合防治质量控制指标和质量评分体系，包括医疗机构与人员配备的基本条件、患者教育措施、风险评估与预防措施、诊治策略及制度保障等。

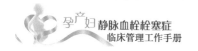

产科 VTE 规范防治的四个环节

准备环节
- 针对每个医疗单位，做好 VTE 预防和救治的准备工作；
- 包括：具备 VTE 防治相关的设备、检查项目和必要的药物，建立相关的管理制度、流程规范，以及定期组织医护人员进行培训和急救模拟演练等

预防环节
- 针对每一位孕产妇做好健康宣传，倡导健康生活；
- 开展 VTE 风险评估，及时发现高风险人群；
- 采用个体化的预防策略

诊治环节
- 针对每一例可疑 VTE 患者，做好 VTE 症状识别监测，及时筛查和诊断；
- 针对 VTE 患者第一时间应用抗凝治疗，并及时启动多学科联合诊治

质控环节
- 建立病例讨论和报告制度、质量持续改进制度，通过 VTE 病例讨论，发现存在的问题，完善优化处理流程，达到质量持续改进的目的；
- 监督结构—过程—结果指标，进行质量评价，保障 VTE 防治体系运转正常

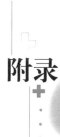

附录

肺栓塞临床可能性评估表

科室：　　　　患者姓名：　　　年龄：　　　孕期：

入院时间：　　住院号：　　　临床诊断：　评估人签名及时间：

Wells 评分	
项目	评分（分）
□ 有 DVT 的症状或体征	3
□ 其他诊断的可能性低于 PE	3
□ 心率 > 100 次 / 分	1.5
□ 制动时间 ≥ 3 天，或前 4 周内手术史	1.5
□ 既往有 DVT 和（或）PE 病史	1.5
□ 咯血	1
□ 恶性肿瘤	1
评分	
临床可能性评估：□ 低度可疑（≤ 4 分）；□ 高度可疑（>4 分）	

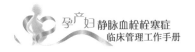
静脉血栓栓塞症风险因素评估表

科室：　　　　患者姓名：　　　年龄：　　　孕期：

入院时间：　　　住院号：　　　临床诊断：　评估人签名及时间：

总分：	
风险因素	评分（分）
孕前 VTE 史	
□ 与大手术无关的 VTE 病史	4
□ 与大手术有关的 VTE 病史	3
妊娠合并症	
□ 活动性自身免疫性或炎症性疾病	3
□ 肾病综合征	3
□ 心力衰竭	3
□ I 型糖尿病肾病	3
□ 恶性肿瘤	3
□ 镰状细胞病	3

暂时性风险因素	
□ 卵巢过度刺激综合征	4
□ 妊娠期外科手术	3
□ 妊娠期剧吐	3
产科及其他风险因素	
□ VTE 家族史	1
□ 年龄 ≥ 35 岁	1
□ 评估时 BMI > $30kg/m^2$	1
□ 产次 ≥ 3 次	1
□ 截瘫或长时间制动	1
□ 全身性感染	1
□ 重度子痫前期	1
□ 多胎妊娠	1
□ 剖宫产术	1
□ 严重产后出血或大量输血	1
□ 总产程时长 ≥ 24h	1

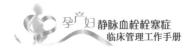
出血并发症风险因素评估表

科室：　　　　患者姓名：　　　年龄：　　　孕期：

入院时间：　　　住院号：　　　临床诊断：　评估人签名及时间：

**具有以下任何一项，
则为出血高风险或出血会导致严重后果的人群**

□ 已知存在的出凝血疾病（如血友病或获得性凝血病）

□ 活动性产前或产后出血

□ 存在大出血风险（如胎盘前置）

□ 血小板减少症（血小板计数 $<75 \times 10^9/L$）

□ 既往 4 周内急性卒中（出血性或缺血性）

□ 严重肾脏疾病（肾小球滤过率 $<30mL/min/1.73m^2$）

□ 严重肝脏疾病（肝酶升高）

□ 未控制的恶性高血压（收缩压 $>200mmHg$ 或舒张压 $>$
　120mmHg）

静脉血栓栓塞症预防措施及观察记录表

科室：　　　　患者姓名：　　　年龄：　　　孕期：

入院时间：　　住院号：　　　临床诊断：　记录人签名及时间：

VTE 风险：低危　中危 高危			宣教 / 采用项目（√）：	患者 / 家属签名
VTE 的预防措施	机械预防	活动、避免脱水		
		梯度加压弹力袜		
		间歇性充气加压泵		
	药物预防	选择药物（√）： 1. 克赛； 2. 速碧林； 3. 华法林； 4. 其他：____	预防方案（自行填写）	

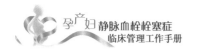

续表

观察内容	预防抗凝治疗中观察记录（有：√；无：×）						
	第天	第天	第天	第天	第天	第天	第天
出血							
血小板减少							
胃肠道反应							
转氨酶升高							
注射部位反应							
其他							
结果							

选择项目（√）：（出院/转科/死亡时填写）	未发生VTE				备注：
	发生VTE的转归	痊愈	好转	死亡	
	深静脉血栓栓塞				
	肺栓塞				

52

静脉血栓栓塞症预防性抗凝治疗知情同意书

科室：　　　　　患者姓名：　　　　年龄：　　　　孕期：

入院时间：　　　　住院号：　　　　临床诊断：

疾病介绍和治疗建议

　　静脉血栓栓塞症是包括深静脉血栓形成和肺血栓栓塞症在内的一组血栓栓塞性疾病，是遗传、环境及行为等多种风险因素共同作用的全身性疾病，是住院患者常见并发症和重要的死亡原因之一。静脉血栓栓塞症除了可引起死亡的严重后果，也可以导致存活患者持续存在严重慢性并发症：静脉瓣功能不全和慢性肺动脉高压，严重影响患者的身体健康和生活质量。国际和国内的大量研究资料已经证实，对于住院患者，静脉血栓栓塞症的预防性抗凝治疗能极大地降低患者的死亡风险，而且预防性抗凝治疗的获益是大于风险的。

　　根据患者目前的病情，需要进行静脉血栓栓塞症的预防性抗凝治疗。

治疗中需要注意的问题及潜在风险和对策

　　由于静脉血栓栓塞症的发生是十分复杂的病理、生理过程，并且因患者个体的特殊体质等因素，患者可能在预防性抗凝治疗过程中或者治疗后发生一些并发症或其他风险，造成患者身体不同程度的损害，严重者可能导致患者死亡。

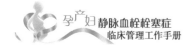

续表

　　医生告知我如下治疗中需要注意的问题及可能发生的风险等，有些不常见的风险可能没有在此列出，具体的治疗方案根据不同患者的情况有所不同，我可与我的医生讨论有关我治疗的具体内容。同时医生也说明此预防措施也并非是百分之百的有效手段。

1. 不同部位出血：如注射部位小血肿；出血性脑血管意外；有出血倾向的器官损伤；或出血风险的增加；影响凝血的药物等。
2. 肝素诱导的血小板减少症。
3. 对抗凝药物过敏。
4. 酶增高：如γ-谷氨酰胺转肽酶、转氨酶、脂肪酶、淀粉酶等。
5. 注射部位偶有皮肤反应：红斑、硬结、钙沉着以及非常罕见的皮肤坏死等。
6. 偶见胃肠道反应：如恶心、呕吐、腹泻。
7. 骨质疏松和自发性骨折。
8. 治疗无效，发生静脉血栓栓塞症。
9. 其他不可预料或无法防范的不良后果。
一旦发生上述风险和意外，医生会采取积极应对措施。

患者知情选择
▶我的医生已经告知我的病情、将要采取静脉血栓栓塞症的预防性抗凝治疗措施、治疗中需要注意的事项、该治疗及可能发生的并发症和风险、可能存在的其他治疗方法，并且解答了我关于该治疗的相关问题。我理解我的治疗需要多位医生共同进行。我并未得到治疗百分之百成功的许诺。

▶我明白在治疗中，在不可预见的情况下，可能需要其他附加操作或变更诊疗方案，我授权医生在遇有紧急情况时，为保障患者的生命安全实施必要的救治措施，我保证承担全部所需费用。

▶我明白在治疗开始之前，我可以随时签署拒绝医疗的意见，以取消本同意书的决定。

▶我已详细阅读以上内容，对医生详细告知的各种风险表示完全理解，经慎重考虑，我同意进行静脉血栓栓塞症的预防性抗凝治疗。

患者签名＿＿＿＿＿＿＿＿＿签名日期＿＿＿年＿＿＿月＿＿＿日
如果患者无法或不宜签署该知情同意书，请其授权的代理人或近亲属在此签名：
患者授权的代理人或近亲属签名＿＿＿＿＿＿＿＿＿＿
与患者关系＿＿＿＿签名日期＿＿＿＿年＿＿＿＿月＿＿＿＿日
联系电话：

医生陈述

　　我已经告知患者病情、静脉血栓栓塞症的预防性抗凝治疗措施及治疗后可能发生的并发症和风险、可能存在的其他治疗方法并且解答了患者关于该治疗的相关问题。
医生签名＿＿＿＿＿＿＿＿＿签名日期＿＿＿＿年＿＿＿＿月＿＿＿＿日

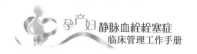

静脉血栓栓塞症抗凝治疗知情同意书

科室：　　　　　患者姓名：　　　年龄：　　　　孕期：

入院时间：　　　住院号：　　　　临床诊断：

疾病介绍和治疗建议

　　静脉血栓栓塞症是包括深静脉血栓形成和肺血栓栓塞症在内的一组血栓栓塞性疾病，是遗传、环境及行为等多种风险因素共同作用的全身性疾病，是住院患者常见并发症和重要的死亡原因之一。静脉血栓栓塞症除了可引起死亡的严重后果，也可以导致存活患者持续存在严重慢性并发症：静脉瓣功能不全和慢性肺动脉高压，严重影响患者的身体健康和生活质量。

　　根据患者目前的病情，需要进行静脉血栓栓塞症的抗凝治疗。

治疗中需要注意的问题及潜在风险和对策

　　由于静脉血栓栓塞症的发生是十分复杂的病理、生理过程，并且因患者个体的特殊体质等因素，患者可能在抗凝治疗过程中或者治疗后发生一些并发症或其他风险，造成患者身体不同程度的损害，严重者可能导致患者死亡。

　　医生告知我如下治疗中需要注意的问题及可能发生的风险等，有些不常见的风险可能没有在此列出，具体的治疗方案根据不同患者的情况有所不同。如果我有特殊的问题可与我的医生讨论。同时，医生也说明此方法也并非是百分之百的有效治疗手段。

1. 不同部位出血：如注射部位小血肿；出血性脑血管意外；有出血倾向的器官损伤；或出血风险的增加；影响凝血的药物等。

2. 肝素诱导的血小板减少症。

3. 对抗凝药物过敏。

4. 酶增高：如γ-谷氨酰胺转肽酶、转氨酶、脂肪酶、淀粉酶等。

5. 注射部位偶有皮肤反应：红斑、硬结、钙沉着以及非常罕见的皮肤坏死等。

6. 偶见胃肠道反应：如恶心、呕吐、腹泻。

7. 骨质疏松和自发性骨折。

8. 治疗无效。

9. 其他不可预料或无法防范的不良后果。

一旦发生上述风险和意外，医生会采取积极应对措施。

患者知情选择

▶我的医生已经告知我的病情、将要采取静脉血栓栓塞症的抗凝治疗措施、治疗中需要注意的事项、该治疗及可能发生的并发症和风险、可能存在的其他治疗方法，并且解答了我关于该治疗的相关问题。我理解我的治疗需要多位医生共同进行。我并未得到治疗百分之百成功的许诺。

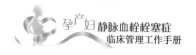

続表

▶我明白在治疗中，在不可预见的情况下，可能需要其他附加操作或变更诊疗方案，我授权医生在遇有紧急情况时，为保障患者的生命安全实施必要的救治措施，我保证承担全部所需费用。

▶我明白在治疗开始之前，我可以随时签署拒绝医疗的意见，以取消本同意书的决定。

▶我已详细阅读以上内容，对医生详细告知的各种风险表示完全理解，经慎重考虑，我同意进行静脉血栓栓塞症的抗凝治疗。

患者签名 ＿＿＿＿＿＿＿ 签名日期＿＿＿年＿＿＿月＿＿＿日

如果患者无法或不宜签署该知情同意书，请其授权的代理人或近亲属在此签名：

患者授权的代理人或近亲属签名＿＿＿＿＿＿＿＿＿

与患者关系＿＿＿＿签名日期＿＿＿年＿＿＿月＿＿＿日

联系电话：

医生陈述

我已经告知患者病情、静脉血栓栓塞症的抗凝治疗措施、治疗及治疗后可能发生的并发症和风险、可能存在的其他治疗方法并且解答了患者关于该治疗的相关问题。

医生签名＿＿＿＿＿＿ 签名日期＿＿＿年＿＿＿月＿＿＿日

产科 VTE 防治质量评分表

指标	主要评审点	分值（分）	得分（分）
医疗机构与人员基本条件	建立 VTE 防治小组（多学科）和科室 VTE 防治管理制度	5	
	建立 VTE 防治临床路径、VTE 应急预案及处理流程	5	
	医护人员具备识别 VTE 事件、患者教育和评分能力	5	
	完善 VTE 风险评估工具（电子或文书）	5	
	具备 IPC 等机械预防设备	5	
患者教育	患者教育资料	5	
	建立 VTE 低、中、高危床头卡	5	
风险评估与预防	动态评估 VTE 风险	5	
	采用评分法进行风险评估	5	
	风险评分正确选择选项、计算分数并录入	5	
	VTE 低、中、高危患者进行出血风险动态评估并有记录	5	

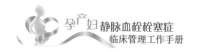

续表

指标	主要评审点	分值（分）	得分（分）
风险评估与预防	综合考虑VTE低、中、高危患者VTE或出血风险，选择预防措施	5	
	预防起始时间正确	5	
	机械预防方法正确	5	
	药物选择、预防剂量、疗程正确	5	
	使用原研LMWH或经等效性评价的药物	5	
	发现疑似VTE患者，能及时启动诊疗团队共同治疗	5	
	针对高危PE患者有合理的标准应急流程及抢救措施	5	
纸质文件管理	相关表格、病史记录书写规范严谨	5	
	患者观察表格以及VTE或出血风险评估表由专人负责管理	5	
总分		100	

VTE：静脉血栓栓塞症；PE：肺栓塞；LMWH：低分子肝素；IPC：间歇性充气加压泵。

缩略语对照表

缩写	英文全称	中文全称
ACCP	American College of Chest Physicians	美国胸科医师学会
ACOG	American College of Obstetricians and Gynecologists	美国妇产科医师协会
APTT	activated partial thromboplastin time	活化部分凝血活酶时间
BMI	body mass index	体质指数
CTPA	computed tomography pulmonary angiography	CT 肺动脉造影
CUS	compression ultrasonography	血管加压超声
DVT	deep venous thrombosis	深静脉血栓形成
GCS	graduated compression stockings	梯度加压弹力袜
INR	international normalized ratio	国际标准化比值
IPC	intermittent pneumatic compression	间歇性充气加压泵
IVCF	inferior vena cava filter	下腔静脉滤器

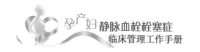

续表

缩写	英文全称	中文全称
LMWH	low-molecular-weight heparin	低分子肝素
OHSS	ovarian hyperstimulation syndrome	卵巢过度刺激综合征
PE	pulmonary embolism	肺栓塞
QLD	Queensland Health	昆士兰卫生组织
RCOG	Royal College of Obstetricians and Gynaecologists	英国皇家妇产科学院
SOGC	Society of Obstetricians and Gynaecologists of Canada	加拿大妇产科医师协会
SPECT	single photon emission computed tomography	单光子发射计算机断层摄影术
UFH	unfractionated heparin	普通肝素
V/Q scan	ventilation/perfusion scan	核素肺通气 / 灌注扫描
VTE	venous thromboembolism	静脉血栓栓塞症